Un cancer en forme de cœur

© Texte et tableaux Carole Borgies, 2020
Couverture : Introspection, huile 50x70, 2018
Photos des tableaux par Aurélie Vandenweghe :
www.lillynet.com

Imprimé par BoD - Books on Demand, Norderstedt
ISBN : 9782322180158
Dépôt légal : *BNF*, janvier 2021

Carole Borgies

Un cancer
en forme de cœur

Récit

A mes parents Achille et Monique Borgies

A Marraine, Laure Gyselinck

Dédicace spéciale à mes amies : Corinne, Marie d'amour, Béatrice, Valérie, Anne, Karine, Christine, Jacqueline, Cap'taine Marilo, Caroline, Virginie, Catherine dit Mamie Cath (elle se reconnaîtra) ... Elles ont aussi traversé cette expérience. Elles ont été d'un grand soutien.

Les Carole sont des bestioles tenaces capables d'isoler les périodes et de profiter entre les gouttes.

Sonia Gatin

Carpe diem… Profitez du jour présent et que votre vie soit EXTRA*ordinaire !*

Le cercle des poètes disparus. 1989 Weir

On regarde d'où l'on est. Si je me déplace de trois centimètres, je ne fais plus le même tableau.

Cézanne

Avertissement

Pour préserver l'anonymat des personnes réelles à l'origine de ce témoignage, la plupart des noms de personnes et de lieux ont été modifiés.

C'est un mardi. Elle va faire sa mammo de contrôle. Il y a eu deux relances depuis la dernière radiographie. Elle avait remis à plus tard. Elle pensait que ce n'était pas vraiment nécessaire. Dans certains pays, ce n'est pas si systématique.

Elle sonne, la porte s'ouvre. Elle se dirige vers le secrétariat. La secrétaire lui demande sa carte vitale et son ordonnance. Elle doit attendre son tour. C'est long. Enfin on l'appelle. Une assistante l'installe et prend des clichés. Elle sort et au bout de quelques longues minutes, revient pour lui dire que d'autres clichés sont nécessaires. Puis la radiologue vient et commence l'échographie. Son visage est froid, soucieux peut-être. Elle finit par lui dire qu'il y a une grosseur, qu'une biopsie est nécessaire, qu'elle a de la disponibilité dans deux jours.

Les larmes lui montent aux yeux. Elle ne s'y attendait pas. Personne dans sa famille n'avait été touché de la sorte. Elle ravale ses larmes, sourit et sort du cabinet.

Comment annoncer cela à Max, son mari, à ses enfants ?

Elle retourne chez elle mais auparavant passe chez son amie Hélène. C'est aussi la kiné qui la suit depuis longtemps. Elle sonne, puis s'effondre dans son cabinet. Hélène la rassure, la prend dans ses bras et la berce. Elle retrouve la force de rentrer chez elle. Comment l'a-t-elle annoncé ? Elle ne se souvient plus. Le choc de l'annonce a impacté sa mémoire.

Le jeudi après-midi, elle sort de son travail un peu plus tôt. La biopsie est à 16h. Il fait beau comme il peut le faire certains jours de septembre. Elle a rendez-vous avec Maryse, une amie de longue date qui lui a proposé de l'accompagner. Les deux familles se connaissaient bien. Elle est rassurée de sa présence. Elles se sont donné rendez-vous devant le cabinet.

Sur la route, les questions défilent. La peur lui noue le ventre. Une biopsie, comment ça se passe ? Elle n'en a aucune idée, juste que c'est un prélèvement. Jusqu'alors elle avait été épargnée par la maladie.

Arrivée au centre-ville de Lille, elle se rend compte qu'une manifestation contre la réforme des retraites l'obligera à faire un long détour. Arrivera-t-elle à temps ?

Elle finit par trouver une place en face du cabinet. Son amie n'est pas encore arrivée. C'est l'heure. Elle doit y aller. La secrétaire la fait monter au premier étage, dans une salle d'attente. Elle entend son cœur battre. Ses mains deviennent moites. Elle voudrait être ailleurs. Quelqu'un monte les escaliers. Soulagement, Maryse est là. La radiologue la suit quelques instants plus tard. Elle lui dit qu'elle est venue avec une amie pour l'assister.

Le visage de la praticienne se durcit et elle lui répond passablement énervée : j'espère qu'elle ne va pas tourner de l'œil, on n'a pas que ça à faire ! Maryse, qui est médecin, la rassure en lui disant qu'il n'y a aucun risque !

Elle ne s'attendait pas à une réponse pareille de la part de la radiologue. Son sang se glace et c'est la peur au ventre qu'elle s'installe sur la table après avoir ôté ses vêtements. Elle se tait, serre les dents. Seule la présence de son amie la rassure.

La radiologue sort une seringue pour anesthésier le sein. Elle observe ses gestes et panique. L'autre lui demande de mettre son bras gauche sous le dos et de ne plus bouger. Elle obtempère. Elle a toujours eu horreur des piqûres. Elle se centre sur sa respiration. Maryse lui tient la main. Elle se tient juste derrière la tête et lui murmure des paroles apaisantes qui la calment. Mais, lorsqu'elle voit l'aiguille qui servira à ponctionner un peu de cette tumeur, la tension monte. Son rythme cardiaque s'accélère.

La radiologue paraît tendue, elle enfonce assez brutalement l'aiguille, s'y prend à plusieurs reprises tout en observant son écran d'ordinateur. Le sang gicle, elle a touché une artériole. Ça pisse le sang. Elle accuse la patiente d'avoir bougé. Elle continue à sonder et à prélever. Puis ça s'arrête. Fait un point de compression, met un pansement.

Toujours allongée, elle éclate en sanglots. C'est la goutte d'eau de trop qui fait déborder le vase. L'année 2017 avait été difficile, elle avait vu l'état de santé de ses parents s'aggraver. Elle les avait accompagnés jusqu'à leur mort successive. Et maintenant, elle est confrontée à ça ! La radiologue lui dit de ne pas se mettre dans un état pareil. C'est une petite tumeur et elle sera prise à temps ! Pas de quoi fouetter un chat ! Mais ce médecin ne sait pas, elle, pourquoi elle pleure. Ce n'est pas à elle qu'elle pense à ce moment-là, mais à sa famille, Max, ses enfants. Elle sèche ses larmes. Salue cette femme qui lui promet une réponse dans dix à quinze jours. Votre gynéco vous appellera. Elle sort avec son amie à qui elle dit sans y croire : « Si ça tombe, il n'y a rien » !

Quatre jours plus tard, un lundi, elle reçoit un appel de Sophie, la gynéco. Elle lui dit qu'elle lui fixera un rendez-vous à la réception des résultats. Sophie est dynamique, pétillante, pratique son métier avec beaucoup d'humanisme et d'efficacité. Elle l'aime aussi pour son originalité et son côté anti-conformiste. Le lendemain, elle découvre deux appels de Sophie. Elle lui fixe rendez-vous le mercredi après-midi. Depuis vendredi, elle a décidé qu'elle n'avait rien. Elle ne se sent pas malade. Elle va passer un bon week-end. Il avait été automnal, la lumière était belle. Elle pensait « et si… » sans y croire vraiment.

Mercredi quinze heure trente, Corinne l'accompagne. Corinne, c'est son amie, sa compagne de marche, elle a déjà vécu cela, quinze ans plus tôt. Sophie lui dit que les résultats ne sont pas bons. Elle lui annonce un cancer. Il est infiltrant mais par chance hormonodépendant ! Sophie lui explique ce mot, infiltrant, mais elle l'oublie aussitôt. Quelle aubaine ! Elle ne mesure pas vraiment pourquoi mais elle prend le positif. Elle accuse le coup et essuie quelques larmes. Elle écoute Sophie lui dire qu'il faut choisir un lieu et un chirurgien. Elle pense aux enfants, à Max. Elle voudrait que ça ne soit pas vrai. Le cancer est banal, il peut se soigner n'importe où. Elle se décide pour la clinique privée derrière chez elle. Sophie lui vante les mérites du chirurgien. Lui indique aussi une collègue du Centre Hospitalier. Elle se dit que cela sera moins traumatisant qu'au Centre. Sophie est rassurante. Elle la connaît depuis si longtemps… Corinne et elle, sortent et marchent jusqu'à la voiture. Le sol est humide pourtant il ne pleut pas, ses pas sont lourds. Sur la route du retour, peu de mots sont échangés. La présence de Corinne est réconfortante. C'est elle qui annonce à Max les résultats. Elle lui explique les choses calmement. Il dit qu'il préfère le Centre Hospitalier. Elle choisit la clinique privée.

Dans la soirée, son fils Victor rentre du travail. Elle lui demande de l'accompagner faire des courses. En chemin, il lui demande si elle a des résultats. Elle lui annonce. Il encaisse sans mot dire. Elle le rassure.

Elle appelle son homéopathe qui lui propose une séance d'acupuncture. Elle a décidé de se battre, de ne pas flancher. Le soir, elle parcourt Facebook et tombe sur un post de Thierry Janssens. Il évoque les bienfaits de l'écriture. Elle lui envoie un message. « Ecrire pour dire… Aujourd'hui on m'a annoncé que j'avais un cancer. Que suivre comme conseil ? Bouteille à la mer. Je vais reprendre la lecture de vos livres… Désolée de cette intrusion. C'est l'image du scribe qui l'a suscitée. Cordialement ». La réponse ne se fera pas attendre. « Je suis désolé d'apprendre ce qui se produit dans votre existence. Puisse cette épreuve être l'occasion pour vous d'être encore plus vivante. Puisse cette expérience devenir une occasion de révéler plus, la lumière qui est en vous. Mes pensées vous accompagnent sur le chemin. N'ayez pas peur, restez détendue et confiante. La vie connaît le chemin… elle passe toujours là où est la détente ». Ces mots lui parlent, ils résonnent en elle et la réchauffent. Elle se les répète comme un mantra…

Le lendemain, elle prend rendez-vous avec Pauline, la psychologue. Elle ne sait plus où elle en est. Elle remet en question le choix de l'intervention… Pauline la recadre. Ce cancer est pris à temps. C'est un accident de parcours. Les mêmes mots que Sophie. Peu à peu la peur s'éloigne. Elle est apaisée par ces paroles, les mots entendus. Elle va s'appuyer sur ses ressources, cultiver le positif, prendre soin d'elle.

Elle voit son ostéo. Il ne parle jamais beaucoup. A la fin de la séance, il la regarde longuement et lui dit qu'elle a les ressources pour traverser cela. C'est aussi ce que disait Gilles qui avait été informé par Maryse. « Que dire d'autre sinon que je crois que tu as tout ce qu'il faut pour arriver à vivre ces deuils et te battre contre cette tumeur ». Gilles est le thérapeute canadien qui vient chaque année faire un stage pour les bénévoles de l'association dont elle fait partie.

Plusieurs messages de Sophie lui demandent de concrétiser son choix. Elle finit par prendre rendez-vous à la clinique privée. Elle est alors plus confiante.

Le soir, Max l'emmène au restaurant. Elle se sent gaie, vivante ! Elle s'accroche à l'idée qu'il n'y a rien de méchant. Il sera toujours temps de réagir plus tard. Tout à coup la vie prend une saveur différente.

Le week-end arrive, elle a rendez-vous samedi matin le 4 octobre avec le docteur Armand, le chirurgien. Corinne l'accompagne à nouveau. Elle sent que Max aurait aimé venir à ce premier rendez-vous.

Elle avait en tête le souvenir d'un repas où elle parlait avec ses enfants, elle souriait mais ses larmes coulaient. Aldo le jeune angolais qu'ils accueillaient, lui avait demandé ce qu'elle avait. Elle avait répondu que ce n'était rien. Ça allait passer. Puis les enfants s'étaient éclipsés.

Max avait fait éclater sa colère, tu ne vas pas te laisser aller, ce n'est pas comme cela que tu vas guérir… Il était mal à l'aise avec les pleurs, malheureux de la voir pleurer. Elle lui dit qu'elle avait besoin d'évacuer, que ça passait par les larmes. Elle comprenait que c'était difficile pour lui.

Le chirurgien est jeune, la quarantaine. Souriant, son cabinet est personnalisé, accueillant. Des photos de voyage, des dessins d'enfants ornent les murs. Un masque artisanal de genre africain attire son regard. Un grand poster d'une photo prise par Matthieu Ricard, *Le Monastère de Trangou Rinpotché au Népal*, est face à elle.

Le médecin est en jean polo, il explique la tumeur, la lui montre à la radio. Elle n'ose pas lui dire qu'elle est en forme de cœur. Elle y voit un signe positif. Il continue, lui explique ce qu'il va faire. Il est nécessaire de faire une IRM. Il fixe l'opération mi-octobre. Elle lui dit qu'ils ont prévu des vacances dans le Sud à cette période. La tumeur est petite... peut-il reculer la date de l'intervention ? Il sourit, réfléchit et accepte, l'opération est prévue le 7 novembre. Elle se fera en ambulatoire. Soulagée.

Il lui demande si elle est parente avec le docteur Borgies. Elle lui dit que non. Et vous, êtes-vous parent avec les fameux salons Armand ? Il rit et se rappelle que le traiteur l'a contacté pour lui proposer des caisses de champagne. Le lien est fait, elle a confiance en cet homme. Il est carré et elle le sent profondément humain. Sophie avait raison.

C'est Corinne qui l'accompagne, le 18 octobre, pour passer l'IRM. Quelqu'un l'appelle, c'est à son tour. L'infirmière, une petite jeune très sympathique, lui pose un cathéter. On lui dit de mettre une blouse qu'elle enlèvera dans la salle d'examen. On lui donne des bouchons d'oreilles pour parer au bruit assourdissant de cette machine. Elle s'installe sur le ventre, des espaces libres sont présents pour glisser les seins. L'examen va durer vingt minutes. Désagréable !

Elle a fini de lire le livre de Thierry Janssens *Vivre le cancer du sein autrement*. Intéressant ! Mais elle n'éprouve pas de la colère, ne se pose pas la question de pourquoi moi, tel qu'il en parle dans son livre. Elle se demande le sens de cette maladie. Est-ce une invitation à prendre soin d'elle, à s'éloigner des personnes toxiques, à goûter plus la légèreté de l'être ? Elle s'interroge sur cette absence de colère. Elle se dit que c'est le chemin qu'elle a parcouru depuis la mort de son premier compagnon : les différents stages de développement personnel, son D.U.[1] sur le Deuil et travail de deuil, sa formation de sophrologue, celle sur les bols tibétains. Elle s'applique à elle-même des séances qui lui permettent de mieux vivre cette expérience.

« Il y a les statistiques et il y a la vie. L'important c'est de vivre. Vivez et profitez de chaque instant ». Elle a noté cette phrase sur un carnet, elle ne sait plus le nom de l'auteur au moment de l'écriture de ce témoignage. Elle découvrira plus tard qu'elle

1   Diplôme Universitaire

l'avait lue dans le livre de Karine Cochonat, *Un singulier cadeau*.

Elle est décidée à vivre pleinement.

Le 7 novembre 2017, sept heures dans le hall de la clinique. Max l'accompagne. Il se retrouve dans le couloir qu'elle suivra en sens inverse dans l'après-midi. Le service s'éveille doucement. Une infirmière lui indique la chambre. Chambre double, pour le moment il n'y a personne. Elle s'installe dans le fauteuil, branche ses écouteurs et écoute une séance de sophro qu'une amie lui a préparée. Max lit ses journaux. Ils ne se parlent pas. Sa fille de cœur arrive. Elle a pris le train ce matin de Paris exprès pour être auprès d'elle pendant deux jours. Les enfants ont été confiés à des amis. Elle est touchée. Elle se dit qu'elle a de la chance. Que c'est un vrai cadeau qu'elle reçoit avec émotion. Elle se sent plus à fleur de peau ces temps derniers. Les émotions arrivent sans crier gare.

Quelque temps après, on vient la chercher pour la préparer. Elle commence par un rendez-vous où un médecin lui explique à nouveau pourquoi elle est là, le déroulement pas à pas avant la tumorectomie. Puis elle entre dans une autre pièce pour une scintigraphie. Un médecin lui pique délicatement le sein et lui injecte un liquide fluorescent qui permettra de bien voir la tumeur à la radio qui va suivre. Elle connait cette femme, c'est la maman d'une de ses élèves. Julie, une élève brillante. Elle est déjà en quatrième. Elle l'avait eue en CE2 !

La dernière étape consiste à mettre de l'encre bleue ou un liquide bleu dans la tumeur. Ainsi la tâche du chirurgien est facilitée. Cet exercice se fait sous échographie. Un autre médecin injecte le produit dans la tumeur. C'est assez désagréable. Alors, elle pense aux réfugiés dans les bateaux de fortune qui vivent des choses plus douloureuses ! Elle revoit ce cancer à l'écran et retrouve une fois encore la forme de cœur. Cette fois, elle le dit. Interloquée, la praticienne déclare en souriant : On me l'a jamais faite celle-là !

Elle se sent détendue, presque sereine. Elle remonte dans sa chambre, Max et Julienne l'attendent. Ils sont curieux de savoir ce qu'elle a fait. Elle raconte, puis Julienne parle de ses enfants, de ses projets... Le temps s'écoule plus vite mais il n'est que treize heures, Max a faim. Julienne le fait patienter et ne veut pas la laisser seule.

Vers quinze heures, un brancardier vient la chercher. Premier petit pincement au cœur. Il la descend dans un sas où une infirmière aux formes généreuses l'interroge. Elle est souriante. Elle lui demande son nom et pourquoi elle est là. Elle a envie de rire, elle n'est pas habituée, elle ne sait pas que c'est le protocole. Soudain, les larmes sont là, inopinées. L'infirmière se rapproche et l'abreuve de mots apaisants. L'anesthésiste arrive, lui dit qu'il faut encore patienter. Il lui met le cathéter et lui propose de s'asseoir dans la salle d'attente. Une télévision fonctionne. Il lui donne la télécommande. Il ne sait pas qu'elle n'aime pas la télé. Elle a envie d'écouter de la musique. Elle finit par zapper puis se fait une séance de méditation. Elle se concentre sur sa respiration, allonge le temps d'expiration. Au fur et à mesure, la détente se propage à l'ensemble de son corps. Le calme revient.

L'anesthésiste réapparaît et lui propose de le suivre. Ils traversent un long couloir jusqu'à la salle du fond à droite. Il lui dit de regarder droit devant elle. Le couloir traverse une série de box d'opérations, fermés par des portes et des baies vitrées où des chirurgiens s'activent ! Le docteur Armand la salue et va téléphoner pendant qu'on lui présente l'infirmier qui l'installera sur la table d'opération. On lui attache son bras gauche. L'anesthésiste lui dit qu'il va commencer. Il lui demande de compter. Elle sent le liquide pénétrer sa veine. C'est désagréable et elle s'arrêtera au chiffre trois.

Elle se réveille vers dix-sept heures. Elle est dans une grande pièce. La salle des réveils. Un type gueule dans le lit d'à côté. Une dame en blanc s'approche. Elle lui demande l'heure et dit qu'elle a froid. On lui apporte un radiateur doté d'un tuyau qu'on glisse sous le drap et qui envoie de l'air chaud. Elle regarde son sein, pas de pansement. Les tissus ont été collés. La plaie lui paraît grande. Elle ne sent rien. Ne souffre pas. C'est fini, c'est fait. Elle remonte dans sa chambre. Max et sa fille sont là. Elle se sent fatiguée mais heureuse que ce soit terminé. Le chirurgien passe en fin de soirée. Il est en habit de ville, accessible, à l'écoute. Il lui confirme que la glande sentinelle était saine et qu'elle n'aura pas un gros bras. C'est un lymphœdème qui peut se manifester lorsque les femmes subissent un curage des ganglions lymphatique de l'aisselle.

Il donne le feu vert pour partir à condition de s'être levé, d'avoir uriné, bu et mangé. Le repas arrive, peu appétissant mais qu'importe, elle s'exécute ! Max l'aide un peu. A vingt heures, elle quitte l'hôpital. Elle a apprécié la gentillesse et l'humanité des soignants. Elle retrouve toute la famille qui l'attend pour le dîner. Augustin est rentré de Paris. C'est la fête, il y a une raclette ! Elle se régale d'être parmi sa famille et se surprend à avoir faim pour de vrai !

Elle passe une nuit sans douleur. Le Tramadol et autres antalgiques restent dans leur boîte. Elle arrive à lever le bras derrière la tête malgré la blessure à la naissance de l'aisselle gauche. L'infirmier passera tous les jours pendant une semaine pour une piqûre contre la phlébite. Elle n'aura jamais mal, juste une gêne au niveau du bras encore palpable quelques années plus tard.

La plaie se referme rapidement. Le premier décembre, elle a de nouveau rendez-vous avec le docteur Armand. Elle y va seule cette fois. Il lui annonce que le marqueur 067 est mauvais (on se croirait dans un film de James Bond) et qu'en principe il peut y avoir de la chimio. Il va demander une analyse supplémentaire. Les résultats seront disponibles dans une quinzaine de jours. En fait, il faudra patienter jusqu'au 17 janvier 2018 pour apprendre qu'elle échappe à la chimio. En revanche, les trente-cinq séances de radiothérapie sont incontournables, cinq jours sur sept à la même heure. Il fallait attendre que la cicatrisation soit complète. Elles sont suivies d'une hormonothérapie qui consiste à prendre un cachet le soir au coucher. L'année commençait bien !

Le mot cancer est souvent associé à la mort. Elle y a pensé au début, au moment de l'annonce. Après cette idée s'est éloignée au profit du plan qu'elle s'était fixé, pour être actrice de sa guérison. Ne pas subir. Aujourd'hui, elle ne croit pas à la récidive. Oui, elle peut mourir, c'est l'essence même de tout être humain. L'idée de finitude renforce son appétit de vivre. Goûter chaque instant, chaque rayon de soleil, chaque petite brise, chaque rencontre…

Depuis l'annonce, elle a donc mis en place un certain nombre de rites :

- Elle participe à des cours de sport.
- Elle reprend ses cours de dessin avec bonheur. La professeur utilise la méthode Martenot. Cette pédagogie propose une approche basée sur les émotions. Elle est plus sensorielle que théorique, apprendre à regarder, ressentir l'équilibre des formes, des volumes, des couleurs. Elle forme l'observation et la mémoire. Les corrections sont faites d'une façon constructive, toujours axées sur le progrès. Les cours ont un impact qu'elle juge intéressant. Elle se rappelle qu'un soir où le sommeil se languissait, la colère envahissait sa nuit. Elle est descendue, s'est mise à son chevalet et a dessiné le visage de la colère. Au fur et à mesure de la réalisation de sa peinture, elle s'est sentie apaisée. Elle a pu se recoucher et dormir.

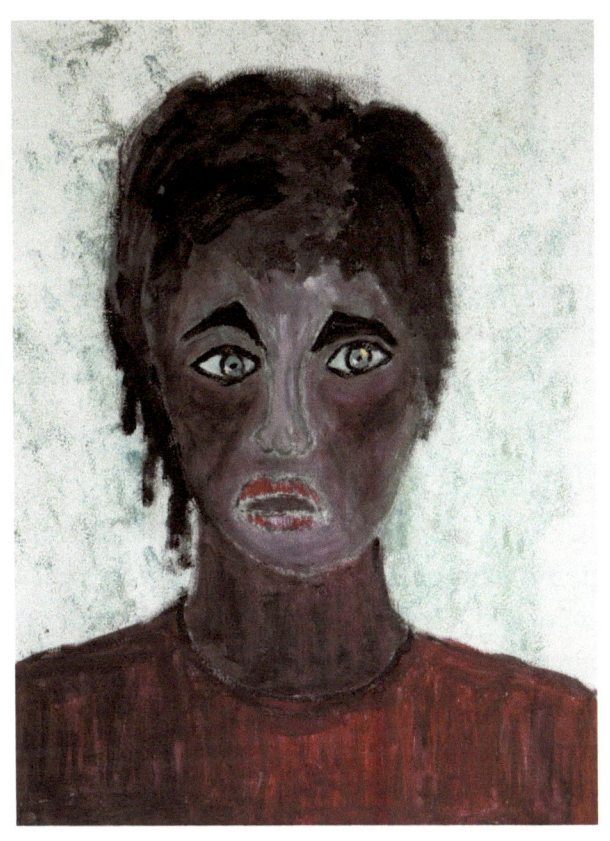

*La colère,
une nuit d'insomnie,
s'en est allée*
La colère, huile 50x70, 2018

- Elle continue les cours de psycho morphologie qui lui permettent de mieux se connaître.
- Les cours de chants où elle découvre sa voix et prend plaisir à chanter.

- Elle participe aux cours de biodanza. La danse de la vie est une méthode de développement personnel créée dans les années soixante par le Professeur Rolando Toro, un anthropologue né au Chili. Elle consiste à pratiquer des exercices utilisant la danse et la musique, dans le but de renforcer sa santé, sa conscience et sa joie de vivre. Cette pratique chaque semaine l'a beaucoup aidée, elle s'est sentie accompagnée par l'énergie enveloppante du groupe.

- Elle se fait des séances de relaxation, de méditation, d'autohypnose.

Ses semaines sont rythmées. Une amie lui a prêté un livre de Anne-Françoise Lof, femme qui a guéri son cancer avec une plante, l'aloe vera, réputée pour le tuer. Elle le lit et achète un flacon d'*aloe arborescens*. Elle en prend chaque matin une cuillère à soupe avant le repas, pour soutenir son système immunitaire et un gel à l'aloe vera contre les brûlures. Elle prend régulièrement du jus de gingembre et cuisine avec du curcuma.

- Sa voisine naturopathe, Ming lui propose des séances de réinformation cellulaire qui lui font du bien. Elle lui conseille de :

- Supprimer de son alimentation le sucre raffiné, le sel, la viande rouge et les laitages.

- Boire 0.75 l de jus de légumes et de jus d'ananas frais.

- Prendre au petit déjeuner un MIAM aux fruits :

Ecraser à la fourchette une banane mûre

Ajouter quelques gouttes de citron

+ 1 CS d'huile de Cameline, de Colza ou d'olive

+ 1 CS de poudre d'amande

+ 1 CS de poudre de graines de courge + tournesol, chanvre…

1 fruit frais coupé (pas d'agrumes)

Fruits secs concassés

+ Pollen, Spiruline, graines germées.

Ce petit déjeuner énergétique la cale jusqu'au midi. Ming lui suggère aussi de boire des soupes de Miso blanc en guise de collation, d'augmenter sa portion de poisson gras, de manger lentement en pleine conscience. Elle l'incite aussi à utiliser aussi des huiles essentielles et à s'offrir des massages. Elle comprend qu'elle doit prendre soin d'elle.

• Elle modifie son alimentation, supprime le sucre. Elle commence un régime cétogène après avoir lu les conseils nutritionnels de David Servan Schreiber, très riche en lipides et pauvre en sucre. Selon lui, il permet de lutter contre l'inflammation. Les cellules cancéreuses ne s'alimentent qu'avec du glucose alors que les cellules saines se nourrissent de glucoses ou de cétones. Ce régime affame les cellules cancéreuses mais nourrit les cellules saines d'où des vertus anticancer. Pourtant aucune étude scientifique ne le prouve. Elle poursuit ce régime pendant plusieurs mois. Un autre épisode de santé viendra le contrarier.

• Son homéopathe lui recommande des compléments alimentaires en plus d'un traitement de fond.

• Elle téléphone aussi à un coupeur de feu qui lui viendra en soutien lors de la radiothérapie.

• Son fils Augustin lui fait des séances d'acupuncture lorsqu'il revient le week-end de Paris.

• Elle bénéficie aussi de massages détente offerts par la clinique dans un plan d'accompagnement.

Elle déploie son plan ORSEC[2] à elle.

Il existe dans la vie des moments de synchronicité. C'est Jung qui développe ce concept. « C'est l'occurrence simultanée d'au moins deux événements qui ne présentent pas de lien de causalité, mais dont l'association prend un sens pour la personne qui les perçoit ».

Est-ce le hasard, le destin ? Elle ne sait pas. Un certain nombre d'événements ont eu lieu, elle y a été sensible : cela commence le 4 octobre 2017, le

---

2   Le dispositif ORSEC est un plan d'urgence français de gestion de crises.

jour où elle rencontre le chirurgien pour la première fois :

• Elle tombe sur une annonce dans le journal l'informant d'une conférence de Jacques Martel, auteur du *Grand dictionnaire des malaises et maladies*. La conférence a lieu le soir même, elle s'intitule : « Les cinq étapes pour parvenir à la guérison ». Il y a encore de la place. Elle assiste à la conférence. Contre toute attente, Max l'accompagne. Il est plutôt du genre cartésien. Elle comprend qu'il l'accompagne pour la soutenir dans la quête de sa guérison. Ça lui fait chaud au cœur.

La connaissance, l'ouverture, le lâcher-prise, l'acceptation et l'action sont ces cinq étapes qui vont lui permettre de s'ouvrir et de reprendre son pouvoir sur elle-même.

• Puis, cette invitation à une fête d'anniversaire d'une personne rencontrée récemment. Max et elle s'y rendent. Ils ne connaissent personne. Elle s'assoit près d'une jeune femme brune. Elles nouent rapidement un lien. Elle s'appelle Karine, elle vient d'écrire un livre sur le cancer qu'elle a traversé. Comme elle, elle aime écrire. La conversation devient plus intimiste. Elles se livrent mutuellement, sympathisent, promettent de se revoir. Elle découvrira à la lecture de son livre qu'elles vont chez la même gynécologue.

La semaine suivante, elle se rend à la librairie Le Bateau-Livre à Lille et achète son livre « Un cadeau singulier » qu'elle dévore. Beaucoup des réflexions, des sensations évoquées par Karine font écho, résonnent !

• Quelques temps plus tard, lors d'un anniversaire d'un ami, elle est assise à côté de Haguiko, une femme assez âgée, au regard vif, très vivante, belle ! Elle aussi est passée par la case cancer. Elle lui a parlé d'une approche homéopathique du cancer et lui a promis de lui envoyer le livre de A.U Ramakrishnan et Catherine R Coulter. Ce qu'elle fait.

Bien sûr, toutes ces techniques viennent en support au traitement médical. Pas question d'éluder la radiothérapie ni l'hormonothérapie. Pour le moment.

Le 22 janvier 2018, elle rencontre pour la première fois le docteur Hostair à la polyclinique de Lille. Une femme la quarantaine passée, cheveux blonds mi-long, blouse blanche, raide comme un piquet. Son père aurait dit : « Elle sourit quand elle se brûle ». C'est une radiologue oncologue. Le courant passe moyennement. Quand elle lui dit que son cancer est bénin, l'oncologue sursaute, un cancer n'est jamais bénin. C'est grave ce que vous avez ! Ça commençait mal…

Elle lui dit que la radiothérapie commencera le 29 janvier, et lui donne rendez-vous pour une séance préparatoire le lundi 28. Max l'accompagne. Une infirmière très sympa l'accueille et lui explique qu'elle va la tatouer. Trois petits points bleus qui se font sous radiologie. Elle s'installe sur la table, la soignante vient avec de l'encre bleue et une petite aiguille et la pique, elle éclate en sanglots. Elle n'a rien senti mais le fait d'être marquée à vie l'insupporte. Elle pense aux prisonniers, à Auschwitz… C'est démesuré, disproportionné, elle le sait mais c'est là ! L'infirmière essaie de comprendre, de la faire rire. Elle finit par se calmer. Lorsqu'elle quitte la salle, son mari l'attend, un bouquet de tulipes blanches à la main. Elle se jette dans ses bras, à nouveau en pleurs. Une semaine qui démarre sous le signe des émotions !

Max l'accompagne durant les trente-cinq séances, sans relâche, avec beaucoup de délicatesse, beaucoup d'amour. Elle se dit qu'elle a de la chance de vivre avec lui. Elle est admirative de cet homme qui a beaucoup supporté ces dernières années. Le déclin de ses parents qui l'a amenée à s'occuper beaucoup d'eux, les conflits familiaux… Oui, toute cette maladie se déroule avec comme toile de fond sa famille de naissance qui se déchire à la suite des décès de ses parents.

Les séances de radiothérapie reviennent vite, elles sont chronophages. Il faut se rendre à la polyclinique, ensuite attendre quelquefois longtemps son tour. Il faut enlever les vêtements du haut, montre, bijoux… traverser la salle des ordinateurs et s'installer sur une table de radiologie. Un manipulateur dirige les instruments qui enverront des rayons bien précisément grâce au tatouage. Puis il quitte la salle mais reste en lien avec elle. Le temps d'irradiation est de courte durée. Quelques minutes suffisent. L'appareil tourne autour d'elle sans jamais la toucher. Elle ne ressent rien de particulier les premières fois.

Les soignants ont toujours le sourire, un mot gentil ou espiègle. Les quinze dernières séances accentuent les sensations de brûlure. Ils ont resserré le périmètre d'intervention. Elle utilise de l'huile essentielle d'arbre à thé qui la soulage pendant quelques heures. Son sein n'est pas abîmé, il est plus bronzé que celui de droite et le restera pendant de longs mois. La cicatrice est pratiquement invisible, juste la couleur de son téton un peu plus claire. On lui recommande de ne plus mettre son buste au soleil. Elle a fini la radiothérapie le 15 mars 2018, sacrée expérience !

Elle entre dans la phase hormonothérapie. Elle verra le chirurgien tous les 6 mois et le docteur Hostair également. L'un en septembre, l'autre en mars. Elle supporte difficilement la prise de ce cachet tous les soirs. Est-ce vraiment nécessaire ? Il entraîne des effets indésirables, problèmes articulaires, fatigue, insomnie, crampes, bouffées de chaleur…

En Août 2018, première mammo après l'opération. Elle a changé de radiologue, plus doux, plus humain. Les résultats sont bons, elle souffle.

En septembre, elle reprend le chemin de l'école. Le médecin conseil mandaté par l'Education Nationale lui a octroyé un mi-temps thérapeutique. Elle travaille donc les deux premiers jours de la semaine à l'école. Elle aime son métier et sa classe. Sa vie s'équilibre entre sa vie professionnelle et toutes les activités mises en place pour mieux vivre cette période.

Un voyage en Inde du Sud en février vient couper l'année. Max rêvait de Cuba mais lui a proposé de repartir en Asie. Il sait qu'elle aime retrouver la chaleur de ce pays contrasté, en plein hiver. Elle aime se fondre dans cette foule colorée et bruyante. Entendre les rickshaws klaxonner, les psalmodies du petit temple à l'angle d'une rue à Bangalore. Sentir les parfums musqués, les odeurs d'épices, de fruits et de légumes lorsqu'ils traversent les marchés.

Cette année, leurs pas les mènent sur une plage de la côte Est, à Goa. Cette fois, elle vit ce voyage différemment. Elle regarde le front de mer autrement, plus intensément. Savoure le moment présent. Elle engramme tout au long du séjour, des souvenirs. La beauté des paysages, les regards pétillants, les sourires éclatants, les saveurs subtiles de la nourriture, la vie qui déborde, présente dans chaque rencontre. Elle garde précieusement en mémoire pour les jours gris, l'image de cet homme qui promène son buffle sur le bord de mer. Leurs silhouettes majestueuses et imposantes se découpent en contre-jour. Magnifique !

Certes, il y a la saleté, la chaleur extrême, le bruit incessant des klaxons, les inégalités flagrantes. Ce n'est pas cela qu'elle retient. Chaque retour de voyage en Inde l'amène à se distancier de ses préoccupations, à les relativiser. Lorsqu'elle revient en France, elle se sent apaisée, ressourcée. Le cancer ne prend plus toute la place. Elle retrouve ses élèves avec joie, leur donne les souvenirs qu'elle a chinés pour eux. Le fil de la vie reprend mais plus léger.

Un mois plus tard, lors de son rendez-vous en mars 2019, le docteur Hostair lui demande comment elle va. Elle répond laconiquement. Elle va comme quelqu'un à qui on vient d'apprendre qu'elle ne peut plus prendre sa retraite en septembre. Silence. Puis l'oncologue s'assoit au fond de sa chaise et dit d'une manière abrupte :

– Alors il y a un an c'étaient vos parents. C'était quoi déjà ?

Elle s'entend répondre qu'ils sont morts et pleure.

– Aujourd'hui, c'est votre retraite.

En septembre, on lui avait annoncé qu'elle pouvait prendre sa retraite. Elle avait donc prévenu ses collègues, les parents d'élèves, qu'elle faisait sa dernière rentrée. Les semaines passent, elle pense à son départ, la fête qu'elle veut organiser. Inviter les personnes qui ont compté dans sa carrière. Puis, elle reçoit un coup de téléphone du rectorat début mars. Une fonctionnaire lui annonce brutalement qu'elle ne peut plus prendre sa retraite :

– Vous avez pris trop de congés maladie.

La colère monte, elle rétorque :

– Parce que vous croyez que j'ai demandé à avoir un cancer ?

– Oui, je sais c'est la double peine !

En fait, il lui faudra attendre le 8 juin 2019 pour apprendre qu'elle peut prendre effectivement sa retraite, un agent de l'inspection académique lui avait compté un mois de congé maladie en trop. L'administration a mis trois mois à reconnaître son erreur ! Et encore grâce à l'intervention assidue de son inspecteur et de son amie Marie, la secrétaire de l'inspection.

– Ce n'est pas une catastrophe, vous aimez votre métier ! Un an c'est vite passé ! Vous voyez un psychiatre ? Il faut consulter, vous mettre sous médicaments. Vos problèmes de sommeil, c'est dans la tête, non ce n'est pas l'Arimidex !

Elle quitte cette femme oncologue se jurant de ne plus jamais la revoir, malgré le rendez-vous d'office donné à la fin de l'entretien. La violence de ses propos l'a heurtée. Elle ne se sentait pas dépressive, elle avait l'habitude des luttes. Certes, elle pouvait pleurer mais les pleurs lui permettaient d'évacuer.

Ses problèmes de sommeil la tiennent éveillée pendant de longues heures, elle finit par se lever et retrouver son chevalet. Elle peint la nuit, puis vers quatre heures remonte et finit par s'endormir. Elle trouve son équilibre en peignant.

L'après-midi, elle sort en ville. Elle ressasse le rendez-vous et finit par se dire que peut-être elle devrait consulter. Puis se ravise et téléphone à son amie Maryse. Elle est médecin et la connaît depuis longtemps. Elle relate les faits. Maryse, explose en colère contre cette consœur qui n'a pas le sens de l'écoute. Elle la rassure, lui dit qu'elle a déjà mis en place beaucoup de stratégies pour mieux vivre cette expérience. Non elle n'est pas dépressive !

Quelques jours plus tard, elle appelle le secrétariat du docteur Hostair. Elle annule le rendez-vous du mois de mars. La secrétaire l'interroge, lui demande ce qui motive sa décision. Elle lui répond qu'elle a passé l'âge de s'embêter avec ce genre de personnes.

Avec le recul, elle se dit que cette femme oncologue avait du mal avec les pleurs et les émotions.

Lorsque six mois plus tard, en septembre 2019, elle revoit le chirurgien, elle lui dit qu'elle ne veut plus voir le docteur Hostair. Il ne paraît pas étonné. Il admet que parfois elle est un peu raide dans ses réactions. Je vais vous orienter vers sa collègue. Non, elle ne voulait même plus la croiser au centre de radiothérapie. ! Ma gynéco peut me suivre ? tenta-t-elle.

– Oui, mais elle n'est pas cancérologue… Je vous oriente vers le docteur Benoît, à la clinique Tivoli Ducos, personne ne s'est plaint de lui. Attention, sa sœur travaille avec lui, insistez pour l'avoir lui.

Ce qui fut fait. Le rendez-vous suivant, en mars 2020, se passe correctement. Le docteur Benoît porte bien son nom, il est gentil et doux. Ils ne s'appesantissent pas sur le changement de praticien. Il confirme que les insomnies étaient effectivement dues au médicament, que c'est courant dans sa patientèle. Il lui a changé l'Arimidex pour le Tamoxifen. Elle en a encore pour trois ans de traitement.

Effectivement, le sommeil revient irrégulier mais sensiblement amélioré. D'autres effets secondaires se manifestent : des crampes, des doigts à ressort, de l'œdème dans les jambes, perte de sensation dans les pieds, fatigue, prise de poids…

Deux ans, cinq mois, qu'elle prend ce médicament. Un comprimé tous les soirs. Elle se dit qu'elle va arrêter ce traitement. Ce cancer était petit, pris à temps, alors à quoi bon ? Elle oublie souvent le cachet du soir.

Elle en parle à Lucie, son médecin traitant qui lui dit que les effets secondaires sont très gênants mais qu'aucun docteur ne lui dira de suspendre ce médicament. Cette décision lui appartient. Elle hésite. Entre deux, elle a relu son dossier. Carcinome mammaire infiltrant de type non spécifique de grade 2.

Infiltrant, qu'est-ce que ça veut dire ? Sophie lui a expliqué au moment de l'annonce, mais elle ne le sait plus. Le caractère infiltrant de cette tumeur lui avait échappé, perdu dans les méandres d'une mémoire sélective. Elle doit faire sa mammo de contrôle. Elle en parle avec le radiologue.

– Je peux vous poser une question ?

– Oui !

– Que veut dire un cancer infiltrant ?

– La tumeur peut se propager à d'autres tissus voisins.

– Mais le cancer a été enlevé ?

– Oui.

– Donc il n'y a plus de cancer ?

– Oui il n'y a plus de tumeur.

– Alors je peux arrêter ce traitement qui m'empoisonne par ailleurs ?

– Si vous aviez l'âge de ma belle-mère, je vous dirais oui, mais là vous avez encore quelques années devant vous !

Elle rit, elle pense qu'elle n'est pas si jeune. Elle reste dubitative. Elle se décide à en parler avec le chirurgien à la prochaine consultation. L'examen se passe bien, rien d'anormal. Elle se lance :

– Quels sont les risques d'une rechute dans mon cas ?

– Ils sont très faibles, moins de 10%.

– Bon, alors vu les effets secondaires du Tamoxifène, je peux arrêter le traitement !

– Pas vraiment ! Il sourit avec bienveillance. Avec traitement c'est moins de 10%, sans traitement c'est 50%.

– Ah oui ! Quand même…

Elle sort de cette consultation décidée à poursuivre. Elle n'avait pas pris conscience du potentiel de cette petite tumeur !

Elle comprend alors que son amnésie avait été salvatrice, elle a abordé chaque étape de la maladie sans dramatiser. A partir de ce jour-là, elle n'oublie plus cette pilule du soir. Les effets secondaires sont toujours là mais moins envahissants. Elle a accepté le concept. Les choses deviennent moins difficiles. Elle repense alors aux cinq principes de guérison : la connaissance, l'ouverture, le lâcher-prise, l'acceptation et l'action. Elle est entrée dans la phase d'acceptation qui lui permet de se mettre en route pour la guérison.

Cette maladie lui a donné de rencontrer des soignants formidables. Certes, il y a eu des accrocs. Elle était peut-être tombée au mauvais moment. Elle a reçu des marques de sympathie et de soutien de beaucoup de personnes. Elle s'est mise en mode active. Elle a appris à se dégager des relations toxiques. La présence et l'attention de sa famille proche, son frère et sa belle-sœur, ses amis ont joué un rôle dans sa bataille.

Parfois des circonstances extérieures viennent contrarier son appétit de vie. Mais elle essaie de garder en tête une citation d'Agatha Christie : « Vis aujourd'hui, comme si c'était le dernier jour. Et fais des projets, comme si tu étais là pour l'éternité ».

Trois ans plus tard, en novembre 2020, elle a abandonné les cours de sports mais conservé la marche (surtout quand il fait beau !) Pour le moment, elle a mis la biodanza en suspens pour se recentrer sur le dessin et la peinture. Capucine, sa prof est devenue une amie, le groupe du vendredi un noyau soudé et joyeux. Elle réalise comment ses cours et sa pratique de la peinture ont une incidence sur sa manière d'appréhender la vie. Lorsqu'elle peint, elle oublie tout, se centre sur les formes et les couleurs, sur ce qui apparaît sur le papier ou la toile, au fur et à mesure des coups de pinceaux. La sérénité s'installe. La même que lorsqu'elle pratique la sophrologie, la méditation ou les vibrations des bols chantants. Elle ressent parfois une sensation de plénitude qui rend la vie plus légère, plus joyeuse. Elle se dit certains jours que la vie est belle.

Elle continue à écrire. Cela la nourrit. Ses compagnons d'écriture lui apportent beaucoup, la poussent dans ses retranchements, incitent à développer certains passages. Elle se laisse faire mais elle résiste aussi !

Elle s'efforce de rendre sa vie plus légère, d'apprécier les choses simples. Les lumières de l'automne, le ballet des oiseaux qui viennent picorer les graines de tournesol. L'odeur de l'herbe fraîchement coupée. La saveur d'un chocolat qui fond lentement dans la bouche. Le silence qui s'installe dans la maison lorsqu'elle est seule chez elle. Le bruit du vent dans les feuilles. Le contact de la pâte à pain sous les doigts. Elle prend un peu plus le temps de se faire plaisir. Elle met en sourdine les soucis, les points négatifs. Tout n'est pas toujours lisse, mais son prochain cheval de bataille sera de s'ancrer davantage dans le présent. D'ajouter un brin de fantaisie dans son existence et de cultiver l'humour envers et contre tout.

Cet accident de la vie lui permet de se déplacer de quelques centimètres par l'intermédiaire de l'écriture et de la peinture et de voir sa vie autrement. Elle prend du recul, évalue le positif de sa vie. Elle avance sur son chemin de deuil, retrouve peu à peu une joie intérieure, comprend qu'elle est aimée profondément. Elle éprouve de la gratitude pour sa famille, son réseau d'amitié et de connaissances.

Remerciements

La gratitude, c'est être reconnaissant pour les choses que l'on a, c'est dire merci pour chaque chose qui a une influence dans notre vie. Les neurosciences ont prouvé les bienfaits de la gratitude pour nous-mêmes, comme l'ont démontré les études de Robert Emmons et Michael McCullough, en Californie.

Alors, je ne vais pas me priver :

Je remercie celui que j'appelle Max pour son soutien indéfectible durant cette période, son amour et sa force intérieure ont été précieux.

Julienne pour sa présence le jour de l'opération, pour tous les moments complices et plus encore.

Lionel ses coups de fil, son attention dans les moments difficiles, son humour et plus encore.

Victor pour sa présence, ses attentions délicates et bien plus !

Augustin pour ses conseils en médecine chinoise, ses séances d'ostéopathie et bien plus !

Cristo pour sa présence discrète et attentive.

Philippe mon frère et Pascale ma belle-sœur pour leur soutien affectueux, sans oublier Vincent et Olivier.

Anne, ma grande sœur d'adoption, pour nos échanges de lectures, nos oublis respectifs et notre complicité.

Laurence, ma précieuse amie d'enfance, toujours là.

Maryse qui m'a connue toute petite que j'ai retrouvé dans le monde associatif, pour sa relecture bienveillante et bien d'autres choses encore.

Corinne pour son soutien amical dans les démarches médicales mais pas que… et son retour de lecture qui m'a touchée.

Ming ma chère voisine naturopathe pour ses conseils et ses séances de réinformation cellulaire et bien plus encore.

Hélène, ma kinésithérapeute pour ses soins et son amitié.

Christine, ma prof de morpho mais pas que.

Bénédicte, une cousine de la branche maternelle rencontrée lorsque j'avais neuf mois. Et que j'ai retrouvée soixante ans plus tard avec beaucoup de points communs ! Merci pour son affection et aussi pour les observations lors de sa relecture.

Karine, Murielle, Laurence et Martine mes premières lectrices du groupe d'écriture : leurs réflexions, leurs conseils ont été précieux. Des liens se sont noués. Leurs retours m'ont donné de l'élan pour déplier les idées davantage, ce n'était pas gagné d'avance !

Véronique pour sa relecture experte et plus encore.

Luciana pour sa lecture attentive, le temps passé en retour et son humour.

Marie, Patricia, Elisabeth et Véronique les copines du dessin, pour leur bonne humeur, les fous-rires, les retours sur les peintures.

Sandra, souffleuse de livre qui anime un atelier d'écriture que je suis avec bonheur, pour sa relecture également ! (www.1an1livre.fr)

Sonia qui depuis de nombreuses années, m'impulse de l'élan et l'envie de me dépasser, pour sa citation et ses retours toujours requinquants.

Marie-Do avec qui je partage un peu plus que notre goût pour les apéros certains soirs d'été !

Valérie qui s'est retrouvée dans la lecture de ce témoignage malgré un cancer et un protocole différent.

Marie d'amour pour son énergie positive, ses fou-rires communicatifs et bien plus.

Béatrice pour sa séance de sophrologie, son amitié et son retour de lecture qui m'a incitée à publier.

Gisèle pour toutes ses attentions, pour les moments de partage, les virées aux destinations artistiques.

Lilly pour la photographie de mes peintures, faites in-extrémis, à l'orée du deuxième confinement.

Je remercie Micha pour sa lecture scrutatrice, sa patience lors des multiples corrections, son énergie incroyable pour éditer ce livret et pour ses nombreux talents.

Je remercie et rends hommage à l'ensemble de l'équipe médicale qui m'a accompagnée dans cet épisode de vie, en particulier aux infirmiers, à Lucie, mon médecin traitant, au docteur Armand, à Sophie et au docteur Benoît. Tous ont été d'un grand soutien.

Enfin, merci à la Vie de m'avoir donné à vivre cette expérience dans ces conditions-là. J'ai conscience que d'autres personnes puissent vivre les choses différemment.

Vous et beaucoup d'autres (Jeannine, Nadia, Colette, Paulette, Eduard, Régine et Bruno, Gilles, Alain, Danièle, Caroline, Henri, Lucien, Alan, Daniel, Vincent, François et les autres…) m'avez tous touchée. Merci de faire partie de ma vie. Votre amour, votre amitié, vos marques de sympathie ont contribué à me tenir la tête hors de l'eau et ont aussi conduit à la réalisation de ce témoignage.

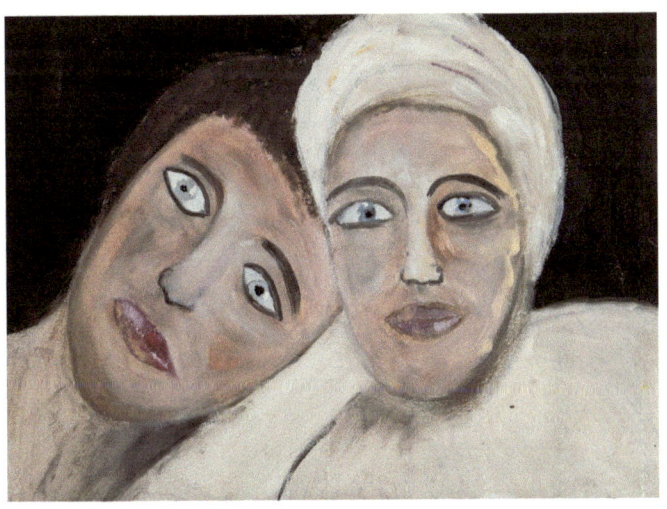

La tendresse, huile, 15 x 21, 2019.

Quelques-uns des livres qui m'ont accompagnée durant cette période :

André Christophe, *Et n'oublie pas d'être heureux*, Odile Jacob, 2014.

Cochonat Karine, *Un cadeau singulier*, Edilivre, 2016.

Christie A., *Les dix petits nègres*, Le Masque, 2011.

Fauré Christophe, *Vivre le deuil au jour le jour*, Albin Michel, 2004.

Janssens Thierry, *Vivre le cancer du sein autrement*, Éditions Pocket, 2010.

Janssens Thierry, *La maladie a-t-elle un sens ?* Fayard 2009.

Janssens Thierry, *La solution intérieure, vers une médecine du corps et de l'esprit*, Fayard, 2006.

Jung Carl G., *Ma vie, Souvenirs, rêves et pensées,* Folio Gallimard, 2000.

Lenoir Frédéric, *L'âme du monde*, Pocket, 2014.

Lof Anne Françoise, *Comment j'ai guéri mon cancer avec une plante, L'aloe arborescens*, 2016.

Martel Jacques, *Grand dictionnaire des malaises et maladies*, Quintessence, 2009.

Martel Jacques, « La technique des bonshommes allumettes » : https://www.youtube.com/watch?v=hLysFxVm0fg

Ramakrishnan A. U., Coulter Catherine R., *Une approche homéopathique du cancer*, Éditions Narayana, 2013.

Roy Anuradha, *Un atlas de l'impossible*, Babel, 2020,.

Saldmann Frédéric, *Le meilleur médicament, c'est vous !* Albin Michel, 2013.

Servan Schreiber D., *Anticancer, Les gestes quotidiens pour la santé du corps et de l'esprit*, Robert Laffont, 2010.

Servan Schreiber Florence, *3 kifs par jour*, Marabout 2014.

Shafak Elif, *Soufi mon amour*, 10/18, 2011.

Winkler Martin, *En souvenir d'André*, Folio, 2014.

Zeniter Alice, *L'art de perdre*, J'ai lu, 2017.

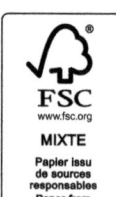

Edition : Books on Demand,
12/14 rond-Point des Champs-Elysées, 75008 Paris